AF586803

ÉTUDE

SUR LE

SERMENT D'HIPPOCRATE

Par le Docteur **CHARPIGNON**

Médecin en chef des Prisons

Membre de la Société des Sciences, Belles-Lettres et Arts d'Orléans

ORLÉANS

HERLUISON, LIBRAIRE-ÉDITEUR

PARIS

LIBRAIRIE GERMER-BAILLÈRE ET Cie

1881

ÉTUDE

SUR LE

SERMENT D'HIPPOCRATE

Par le Docteur **CHARPIGNON**

Médecin en chef des Prisons

Membre de la Société des Sciences, Belles-Lettres et Arts d'Orléans

ORLÉANS

HERLUISON, LIBRAIRE-ÉDITEUR

PARIS

LIBRAIRIE GERMER-BAILLÈRE ET Cie

1881

ÉTUDE

sur

LE SERMENT D'HIPPOCRATE

En écrivant ma notice historique sur l'opération de la taille à Orléans (1), je me demandais pourquoi cette opération, parfois si urgente et si vivement réclamée par beaucoup de malades, avait été jusqu'au XVIe siècle, dédaignée des médecins et des chirurgiens qui la laissaient pratiquer par des empiriques, *circulatores* parcourant les villes. Pour les médecins qui, jusqu'au XVIe siècle, étaient considérés comme des membres du clergé, la cause de leur abstention de toute opération, était dans les réglements ecclésiastiques qui défendaient de faire couler le sang; à cette cause s'ajoutait le respect traditionnel pour la défense contenue

(1) Orléans, 1877, Herluison — *Mémoires de la Société des Sciences, Belles-Lettres et Arts*, t. XIX.

dans le serment d'Hippocrate. Quant aux chirurgiens, ils étaient trop sous la dépendance des médecins pour que leur initiative leur fit rechercher une opération frappée de discrédit et même proscrite.

En relisant le serment d'Hippocrate, qui depuis bien longtemps, n'est plus qu'une curiosité historique, et même ignoré de beaucoup de ceux qui aujourd'hui revêtent, au jour de leur thèse, la robe et le bonnet de Docteur ; en relisant les principaux traducteurs et commentateurs de ce grave document qui eut pendant bien des siècles, une influence salutaire sur le corps médical, je demeurai persuadé que l'auteur de ce serment n'avait pas défendu l'opération de la taille, mais celle de la castration. Cette interprétation a déjà été formulée, par de rares critiques, R. Moreau, A. Gauthier, et le professeur Malgaigne, dans son *Histoire de la Chirurgie,* mais elle n'a pu prévaloir par suite de l'insuffisance des arguments. Je ne me dissimule donc pas ce qu'il y a de téméraire à soutenir une thèse qui a contre elle la nombreuse phalange des savants traducteurs latins et français, parmi lesquels se trouvent l'éminent M. Littré, et aussi un docte Helléniste, le docteur René Briau, qui a publié récemment une brochure sur ce sujet (1). Malgré ces graves oppositions, je vais néanmoins exposer les motifs qui m'ont fait croire que la défense de la castration est le véritable sens du texte hippocratique.

---

(1) Hippocrate et la Lithotomie, Paris, Masson.

LE SERMENT

Reproduisons d'abord en entier le serment d'Hippocrate, d'après la traduction de M. Littré, car c'est par la lecture complète de cette belle œuvre qu'on comprend le sentiment moral qui a inspiré chaque article et qui les relie tous dans une même idée.

« Je jure par Apollon, médecin, par Esculape, par Hygie et Panacée, par tous les Dieux et toutes les Déesses, les prenant à témoin que je remplirai, suivant mes forces et ma capacité, le serment et l'engagement suivants :

« Je mettrai mon maître de médecine au même rang que les auteurs de mes jours, je partagerai avec lui mon avoir, et le cas échéant, je pourvoirai à ses besoins ; je tiendrai ses enfants pour des frères, et s'ils désirent apprendre la médecine, je la leur enseignerai sans salaire ni engagement.

« Je ferai part des préceptes, des leçons orales, et du reste de l'enseignement à mes fils, à ceux de mon maître, et aux disciples, liés par un engagement et un serment suivant la loi médicale, mais à nul autre. Je dirigerai le régime des malades à leur avantage, suivant mes forces et mon jugement, et je m'abstiendrai de tout mal et de toute injustice. Je ne remettrai à personne du poison si on m'en demande, ni ne prendrai l'initiative d'une pareille suggestion ; semblablement, je ne remettrai à aucune un pessaire abortif.

« Je passerai ma vie et j'exercerai dans l'innocence et la pureté. Je ne pratiquerai pas l'opération de la taille, je la laisserai aux gens qui s'en occupent. Dans quelque maison que j'entre, j'y entrerai pour l'utilité des malades, me préservant de tout méfait volontaire, et corrupteur, et surtout de la séduction des femmes et des garçons libres ou esclaves.

« Quoique je voie ou entende dans la société, pendant l'exercice ou même hors de l'exercice de ma profession, je tairai ce qui n'a jamais besoin d'être divulgué, regardant la discrétion comme un devoir en pareil cas.

« Si je remplis ce serment sans l'enfreindre, qu'il me soit donné de jouir heureusement de la vie et de ma profession, honoré à jamais parmi les hommes. Si je le viole et que je le parjure que j'aie un sort contraire. »

Certes, voilà un ensemble de préceptes qui sont empreints de la philosophie la plus élevée et de la morale la plus sévère. L'auteur, après avoir défendu, de procurer du poison et même d'en suggérer la pensée, passe à un autre ordre d'idées, il interdit de donner les moyens d'avorter ; puis pénétrant dans ce qui touche à la pureté, il dit : « Je passerai ma vie et j'exercerai mon art dans l'innocence et la pureté..... Dans quelque maison que j'entre, j'y entrerai pour l'utilité des malades, me préservant de tout méfait volontaire et corrupteur, et surtout de la séduction des femmes et des garçons libres ou esclaves. »

Or, c'est précisément au milieu de ces préceptes liés entr'eux par la même idée, que les traducteurs font dire à Hippocrate : Je ne ferai pas la taille, je laisserai cette opération à ceux qui en font métier. Suivant moi, tel ne peut être le sens du grec : οὐ τεμέω δε ουδέ μὴν λιθιῶντασ ; il y aurait là une opposition d'idées qui est invraisemblable. Quelqu'incertaine, quelque dangereuse qu'ait pu être l'opération de la taille au temps d'Hippocrate, sa pratique n'avait rien d'immoral, rien qui ressemblât à la pratique de l'avortement, à la séduction des femmes et des jeunes garçons. L'auteur a dû dire : Je ne ferai pas la castraction ; car c'était bien une pratique immorale, inventée pour servir la corruption.

M. Littré avoue que le passage qu'il a traduit par l'opération de la taille, conserve quelque chose d'obscur ; l'obscurité cesse si on traduit ainsi : Je ne ferai pas la castration, même à ceux qui ont la pierre, je la laisserai à ceux qui en font métier.

Pour légitimer cette version, nous allons montrer comment nous sommes autorisé à traduire le verbe τεμνειν par châtrer.

LE VERBE Τεμνειν

On trouve dans les léxiques que τεμνειν signifie : couper, tailler, châtrer. Pour choisir entre ces verbes, c'est évidemment l'intelligence de l'idée de l'auteur de la phrase qui doit guider. Or, nous avons vu que l'auteur du serment ne pouvait en écrivant : Je ne couperai même pas ceux qui ont la pierre : ού τεμέω δέ ουδε μὴν λιθιώντασ, avoir en vue la proscription on d'une opération quelque téméraire et dangereuse qu'elle fut ; il se trouvait dans un tout autre ordre d'idées. C'est donc entrer bien mieux dans l'esprit du texte que de traduire τεμνειν, par *faire la castration,* plutôt que par *faire la taille.*

Si d'autre part, nous cherchons dans les écrivains grecs des exemples à l'appui de notre interprétation, nous trouvons au § 105 du livre VIII d'Hérodote un long passage que je rapporterai plus bas, dans lequel des faits de castration sont relatée à l'aide du verbe τεμνειν précédé des prépositions απο ou εξ. — De même, dans Hésiode qui écrivait avant Hérodote et Hippocrate, on trouve au vers 784 : εριφουσ τάμνειν couper les chevreuils, et au vers 789 : ταῦρον και Βουν εριμυκον ταμνέμεν. (Nous couperons le taureau et le buffle mugissants), *œuvres et jours.*

M. Littré lui-même, penchait pour *châtrer* ; il pensait que le texte primitif aurait bien pu avoir le mot αἰτάονταφ au lieu de λιθιωνταφ, ce qui aurait signifié : Je ne ferai pas la castration même à ceux qui la demanderaient. Mais, ajoute-t-il, « les indications que je viens de réunir ne peuvent autoriser à porter aussi témérairement la main sur le texte (1). »

Je laisserai également le texte tel qu'il est, tout en donnant à τὲμνέιν la signification de *faire la castration.*

La difficulté consiste donc à trouver pourquoi Hippocrate défendant la castration d'une manière générale, ajoute de ne pas la faire même à ceux qui ont la pierre.

Mais auparavant d'élucider ce point important, je veux répondre à une objection consistant en ce qu'au temps d'Hippocrate, la castration n'était pas dans les mœurs de la Grèce, et qu'alors Hippocrate n'a pu la défendre.

MOEURS

Sans aucun doute, au ve siècle avant notre ère, la Grèce n'avait pas la civilisation excessive de la Perse et de l'Égypte. Elle n'avait pas des monarques tout puissants, des satrapes opulents, une cour regorgeant de richesses et inventive de plaisir.

Mais si par suite d'une restriction relative dans l'opulence et le luxe, les Grecs n'avaient pas des serails garnis comme ceux

(1) Littré, t. IV, p. 167.

des Perses ou des Égyptiens, ni des Eunuques pour garder ces serails ou les compléter, il n'en est pas moins certain que ni les lois, ni la conscience publique n'empêchaient de faire des Eunuques pour les vendre sur des marchés. La pratique de la castration était un métier en Grèce, au ve siècle, du temps donc d'Hippocrate. Hérodote nous rapporte l'histoire d'un de ces opérateurs exerçant son métier à Chios et allant vendre ses mutilés sur le marché d'Ephèse. Comme ceci se passait sous Xerxès, pour la cour duquel un de ces eunuques fut vendu, il est évident qu'au temps d'Hippocrate, la castration avait ses spécialistes en Grèce.

Voici le passage d'Hérodote :

« Je ne connais personne qui se soit plus cruellement vengé qu'Hermotime de Phasès.

« Ayant été pris par les ennemis, il fut vendu à Panionius, citoyen de l'île de Chios. Cet homme vivait d'un trafic infâme ; il achetait de jeunes garçons d'une beauté remarquable qu'il châtrait, εκτάμνων, puis il les menait à Éphèse et les vendait fort cher, car la fidélité des eunuques les rend chez les barbares, plus précieux que ceux qui ne le sont pas. Panionius qui vivait de ce trafic, châtra donc, ἐξέταμε, un grand nombre de jeunes garçons et entr'autres Hermotime.

« Cet Hermotime ne fut pas malheureux en tout, conduit de Sardes au roi, avec d'autres présents, il parvint avec le temps, auprès de Xerxès, à un plus haut point de faveur que tous les autres eunuques.

« Tandis que le roi était à Sardes et qu'il se disposait à marcher avec ses troupes contre Athènes, Hermotime étant allé pour affaires dans la Carnée, canton de la Misie, cultivée par les habitants de Chios, y rencontra Panionius. L'ayant reconnu il lui témoigna beaucoup d'amitié ; et commençant par un grand détail de tous les biens qu'il lui avait procurés, il passa ensuite à ceux qu'il promettait de lui faire avoir, par reconnaissance, s'il voulait venir demeurer chez lui avec toute sa famille. Panionius charmé de ces offres, alla chez Hermotime avec sa femme et ses enfants.

« Quand celui-ci l'eut en sa puissance avec toute sa famille, il lui dit : Oh ! de tous les hommes le plus scélérat qui gagne ta vie au plus infâme métier, quel mal t'avions nous fait, moi et les miens, à toi ou à quelqu'un des tiens, pour m'avoir privé de mon sexe et m'avoir réduit à n'être plus rien ? Pouvais-tu croire que les Dieux n'auraient aucune connaissance de ton crime ? Scélérat, par une juste réciprocité, ils t'ont conduit par un appat trompeur, entre mes mains, afin que tu ne puisses te plaindre de la peine que je vais t'infliger. Après ces reproches, il se fit amener les quatre enfants de Panionius, et le força de les *couper* lui-même. αποτάμνειν. Panonius s'y voyant contraint, fit l'opération, et quelque temps après, Hermotime obligea les enfants à *couper*, eux-mêmes leur père. »

Ce passage intéressant montre qu'au temps d'Hippocrate, et même un peu avant, la Grèce, ou au moins certaines parties qui avaient subi l'influence des invasions médiques, faisaient des eunuques. Assurément, Panionius de Chios n'était pas le seul qui exerçât ce métier, et plus d'un chirurgien devait pratiquer la castration, à l'instigation d'un riche ou d'un puissaut, dont le plus souvent il n'était qu'un esclave affranchi.

Il en était encore de même au VIIe siècle de notre ère, comme le montrent ces lignes de Paul d'Egine : «Comme nous sommes souvent forcés par des supérieurs de faire la castration, il faut indiquer brièvement la manière d'opérer (1).

D'autre part, quand bien même les eunuques n'auraient été faits et vendus que dans les parties conquises par les Perses, ou limitrophes de la Gréce libre, il est impossible que la castration n'ait pas été connue d'Hippocrate, dont la réputation le faisait appeler partout et même dans la Perse. Saisi d'indignation

(1) Paul d'Egine (*De re Medica*), Littré, t. IV, p. 619.

et voyant la tendance des esprits à accepter une opération immorale qui viciait profondément les mœurs de la Grèce, déjà suffisamment corrompues, on comprend la résistance d'Hippocrate et de tous les Asclépiades, ce groupe de médecins sévères et estimés. Ce ne fut donc pas trop de faire jurer à tout disciple de l'Ecole de Cos, qu'il ne ferait pas la castration, et qu'il l'abandonnerait aux gens qui font ce métier. Cette dernière partie de la phrase est bien un signe de mépris, et en vérité, ceux qui faisaient l'opération de la taille, l'auraient-ils mérité ?

Mais j'arrive à la dernière difficulté. Le texte dit positivement : οὐ τεμέω ουδεμὴν λιθιῶντασ : Je ne châtrerai pas, pas même ceux qui ont la pierre. Que signifie cette addition particulière à la défense générale !

CONSIDÉRATIONS CHIRURGICALES

Ainsi donc le texte ne se contente pas d'interdire la castration, il la défend même sur ceux qui ont la pierre. Cette particularité fait supposer que pour l'auteur du Serment, l'opération de la castration portait moins de préjudice à ceux qui avaient la pierre qu'aux autres, et qu'on était par conséquent plus autorisé à leur faire subir. Cette manière de voir ne pouvait être fondée que sur l'opinion qu'on avait, et qu'on eut jusqu'en ces derniers temps, que ceux qui subissaient l'opération de la pierre devenaient impuissants à procréer, par suite de la destruction des conduits éjaculateurs par l'opération. Quel mal y avait-il, alors, à enlever des organes dont la fonction n'avait plus son résultat naturel, tout en continuant à provoquer les sensations et les besoins physiologiques?

Tout individu ayant la pierre, ne devait-il pas, tôt ou tard, demander l'extraction de son calcul? et l'impuissance n'était-elle pas le résultat de l'opération (par les procédés égyptien et indien)? Dès lors, déterminer cette impuissance par l'opération de la taille, ou la déterminer avant, par une autre opération faite pour des motifs particuliers, n'était-ce pas la même chose? Par conséquent, la castration sur ceux qui ont la pierre ne leur cause pas de préjudice, et elle n'est pas immorale, puisqu'elle est une mesure d'ordre social dans les Etats où la polygamie est établie. Tels étaient les raisonnements que les hommes sérieux de l'Orient devaient se faire et se font encore.

Cette transaction avec la conscience ne fut pas admise par l'Ecole de Cos, et la castration y était défendue, même sur ceux qui pouvaient perdre la faculté génératrice par l'opération de la pierre. L'expérience, d'ailleurs, devait avoir appris que la stérilité n'était pas toujours la conséquence de la taille.

Les œuvres hippocratiques ne mentionnent pas, il est vrai, la lithotomie, mais on y mentionne trop bien le moyen de reconnaître la pierre dans la vessie, avec la sonde (1), pour que ce moyen de diagnostic restât stérile.

Il est possible qu'Hippocrate, après avoir reconnu un calcul dans la vessie n'ait pas voulu l'extraire, et ait conseillé de laisser cette opération aux spécialistes, et dès lors, il n'avait pas besoin de décrire une opération qu'il ne faisait pas; mais il est n'est pas admissible que cette abstention et le conseil d'envoyer à des spécialistes, aient été imposés à des disciples avec la forme sacramentelle du serment.

(1) *De morbis*, Littré, t. IV, p. 616.

L'opération de la taille était pratiquée en Grèce avant même Hippocrate, car la Grèce était en communication depuis longtemps, avec l'Inde et l'Egypte, où l'opération de la taille était connue depuis une haute antiquité.

Les procédés Egyptien et Indien étaient différents. Le premier, comme l'a décrit Celse, consistait à faire saillir la pierre sur le périnée au moyen de deux doigts introduits dans le rectum, et à faire une incision transversale et semilunaire par laquelle on extrayait ce calcul. La méthode indienne consistait à amener la pierre de la même manière sur le périnée, puis à faire une incision longitudinale à la distance d'un grain d'orge de la ligne médiane et à extraire le calcul. La description de tout le manuel opératoire est donnée par le docteur Briau dans sa brochure : *Hippocrate et la Lithotomie*, et la haute antiquité du livre indien y est parfaitement établie.

La Grèce était depuis longtemps, avant le siècle d'Hippocrate, en communication avec l'Inde ; elle l'était également depuis deux siècles avec l'Egypte, et sans aucun doute, les médecins grecs devaient avoir appris, avant même Hippocrate, à délivrer les calculeux ; mais quel procédé employaient-ils ? Quelqu'il fut, chaque procédé avait pour résultat l'impuissance par suite de la destruction des conduits éjaculateurs à leur ouverture dans le veru montanum de la prostate. L'impuissance qui devait presque toujours suivre l'incision transversale était moins fréquente par l'incision longitudinale ; par cette méthode, en effet, ou bien le bistouri passait entre les orifices des canaux éjaculateurs, ou bien portant à droite ou à gauche, il n'en blessait qu'un. Aussi bon nombre de modernes ont ils nié que l'impuissance fut une conséquence de l'opération de la taille. Assurément la puissance éjaculatrice a pu persister après l'opération de la pierre par les procédés primitifs, mais cela ne pouvait être quand des manœuvres longues et difficiles avaient été nécessaires pour extraire un calcul un peu volumineux. Les froissements et déchirements des parties profondes déterminaient une plaie contuse, longue à se cicatriser, laissant même souvent une fistule par où s'écoulaient l'urine et le liquide séminal, et dont le tissu cicatriciel ou les callosités avaient oblitéré ou divisé les orifices des conduits éjaculateurs. Ces accidents, inconnus aujourd'hui, par suite de nouveaux procédés opératoires, étaient encore fréquents au siècle dernier, malgré certains perfectionnements opératoires.

L'enfant et l'adulte qui subissaient ou devaient subir l'opération de la pierre étaient donc regardés comme devant perdre la puissance d'être père. Quel préjudice leur causerait-on donc, si à cette privation survenue ou devant survenir par force majeure et légitime, on ajoutait l'enlèvement d'organes devenus inutiles? Tel est, suivant moi, le point de vue auquel devait se placer le médecin consciencieux, quand il était mis en demeure de pratiquer la castration.

Eh! bien, je le répète, Hippocrate et les médecins de l'école de Cos, avaient réglé la conduite à tenir: ils imposaient par serment, à leurs disciples, de ne pas faire la castration, même à ceux qui avaient la pierre.

Orléans, Imp. P. MASSON, place du Martroi.

OUVRAGES DE L'AUTEUR :

Coup d'oeil sur les Doctrines médicales — 1849.

Mémoire sur la Fièvre typhoïde (Congrès scientifique de France — 1852).

Considérations sur les Maladies de la Moelle grinière — 1860.

Étude sur la Médecine animique (couronné par l'Académie de médecine 1862). — 1864.

Conseils d'Hygiène (couronné par le Conseil général du Loiret — 1866).

Notice historique sur l'Assistance médicale a Orléans — 1866.

Étude sur l'abbé Gendron, médecin d'Anne-d'Autriche — 1867.

Souvénirs de l'Occupation d'Orléans, par les armées allemandes — 1872.

Notice historique sur les anciens maitres en chirurgie de la ville d'Orléans — 1869 — 1875.

Étude sur Louis Gaudefroy, médecin à Orléans en 1657 — 1875.

Notice historique sur l'Opération de la Taille a Orléans — 1877.

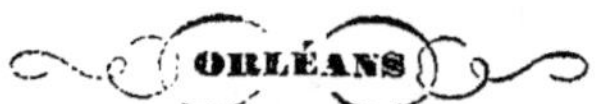

Imprimerie Paul MASSON, place du Martroi, et rue Sainte-Anne, 2

www.ingramcontent.com/pod-product-compliance
Lightning Source LLC
LaVergne TN
LVHW052039160826
845678LV00003B/1420

9782329633336